CANCRO AL POLMONE PER I PAZIENTI DI NUOVA DIAGNOSI

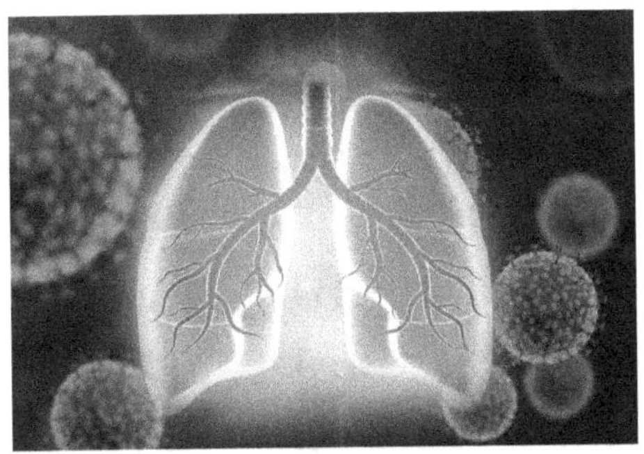

La guida completa passo dopo passo alla diagnosi, al trattamento, alla prevenzione e alla regressione efficaci del carcinoma polmonare

Dr Racheal A. Fields

TABELLA DEI CONTENUTI

INTRODUZIONE

Il volto luminoso di Alex diventa improvvisamente cupo mentre parla al telefono con il suo medico. Era un architetto di successo, noto per la sua passione e dedizione al suo lavoro. Aveva appena ricevuto la notizia più devastante della sua vita.

Da alcune settimane accusa questi sintomi: tosse persistente, dolore toracico, respiro corto, respiro sibilante, raucedine, perdita di peso inspiegabile e infezioni respiratorie ricorrenti. Era un'anima giovane sulla quarantina, benedetta da un sorriso caloroso e un cuore pieno di sogni. La vita gli era sempre sembrata gentile e aveva tutto: una famiglia amorevole, un lavoro appagante e amici che condividevano le sue risate.

Ha dovuto visitare il medico di famiglia per le cure e anche eseguire alcuni test. È appena uscito il risultato e il medico ha chiamato per informarlo dell'esito degli esami. Gli è appena stato diagnosticato un cancro ai polmoni.

Il tempo sembrava essersi fermato mentre quelle parole risuonavano nelle sue orecchie, riempiendolo di paura e disperazione. I colori un tempo vibranti del suo mondo si trasformarono in un'inquietante sfumatura di grigio, e la speranza scivolò via come sabbia tra le sue dita.

Ha appena superato i quarantacinque anni. Non è un fumatore accanito, anche se fuma di tanto in tanto e beve alcolici con moderazione. La sua mente continua a chiedersi cosa potrebbe esserci che non va. Come è possibile che gli sia stato diagnosticato un cancro ai polmoni?

Mentre i giorni si trasformavano in notti, Alex si trovò alle prese con la crudele realtà della sua condizione. Il peso dell'incertezza gravava sul suo cuore, lasciandolo perso e senza speranza. Determinato a lottare per la propria vita, Alex si è immerso nella ricerca sul cancro ai polmoni, cercando ogni briciola di conoscenza che poteva trovare.

Un giorno, dopo essere stato in ospedale per le cure, ha deciso di vedere un vecchio amico almeno per prendere una boccata d'aria fresca e per parlare con qualcuno vicino a lui al di fuori della sua famiglia. Nel corso della loro discussione, il suo amico gli ha parlato del libro "Lung Cancer For Newly Diagnosed" in cui sapeva di qualcuno a cui è stato diagnosticato ed è stato in grado di guarire con l'aiuto delle guide pratiche in esso raccomandate.

Alex è andato rapidamente online e ha ordinato il libro. Il libro gli è stato consegnato in pochi giorni e ha iniziato a leggere e seguire le linee guida contenute nel libro. Il libro è diventato il compagno costante di Alex mentre scava in profondità nelle pagine, imparando a conoscere varie opzioni di trattamento, cambiamenti nello stile di vita e storie di sopravvivenza.

Armato delle nuove conoscenze, cercò i migliori esperti medici e decise di abbracciare un approccio olistico al suo trattamento. Il viaggio è stato arduo e c'erano giorni in cui Alex si sentiva sopraffatto dal dolore e dall'incertezza del suo futuro. Ma ha rifiutato di arrendersi e ha trovato conforto nel sostegno dei suoi amici e della sua famiglia. Passarono i mesi e la perseveranza di Alex diede i suoi frutti.

A poco a poco, il cancro cominciò a recedere e la speranza balenò di nuovo nel suo cuore. Dopo un'intensa battaglia, le sue scansioni hanno finalmente mostrato segni di remissione. La gioia che provò in quel momento era indescrivibile e sapeva che gli era stata data una seconda possibilità nella vita.

Alex ha apportato grandi modifiche al suo modo di vivere come risultato del suo apprezzamento recentemente scoperto per i momenti preziosi della vita. Ha adottato una dieta più sana, ha fatto esercizio fisico regolare e ha trascorso più tempo in contatto con i suoi cari.

È diventato anche un sostenitore della consapevolezza del cancro ai polmoni, condividendo la sua storia per ispirare altri che affrontano battaglie simili.

Con il passare degli anni, la vita di Alex sbocciò come mai prima d'ora. Ha continuato a prosperare nella sua carriera, ma ha anche trovato il tempo per perseguire la sua passione per la pittura, un hobby che aveva trascurato per troppo tempo. I suoi dipinti hanno catturato l'essenza della speranza e della resilienza, guadagnandosi il riconoscimento nel mondo dell'arte.

CAPITOLO 1

PANORAMICA

Il cancro al polmone è un tumore maligno che ha origine nei tessuti dei polmoni. È una delle forme di cancro più comuni e mortali in tutto il mondo, responsabile ogni anno di un numero significativo di decessi correlati al cancro. La malattia colpisce principalmente il sistema respiratorio, in particolare i polmoni, e può diffondersi ad altre parti del corpo attraverso un processo chiamato metastasi.

INCIDENZA E PREVALENZA

Il cancro al polmone è la principale causa di decessi correlati al cancro sia negli uomini che nelle donne a livello globale.

Si stima che il cancro ai polmoni sia responsabile di circa 1 decesso su 4 correlato al cancro. L'incidenza del cancro al polmone è influenzata da vari fattori, tra cui l'abitudine al fumo, l'esposizione ambientale e la predisposizione genetica.

TIPI DI CANCRO POLMONARE

Il cancro del polmone può essere classificato in due tipi principali in base all'aspetto delle cellule tumorali al microscopio: a) cancro del polmone non a piccole cellule (NSCLC): questo tipo comprende la maggior parte (circa l'85%) dei casi di cancro del polmone e comprende sottotipi come adenocarcinoma, carcinoma a cellule squamose e carcinoma a grandi cellule. b) Cancro polmonare a piccole cellule (SCLC): questo tipo è meno comune ma tende a crescere e diffondersi più rapidamente.

FATTORI DI RISCHIO

L'uso del tabacco è la principale causa di cancro ai polmoni. I fumatori corrono un rischio sostanzialmente più elevato di sviluppare la malattia rispetto ai non fumatori. Anche l'esposizione al fumo passivo è un fattore di rischio, sebbene il rischio sia inferiore a quello dei fumatori attivi. Altri fattori di rischio includono l'esposizione a inquinanti ambientali (ad esempio gas radon, amianto, sostanze cancerogene), una storia familiare di cancro ai polmoni e alcune mutazioni genetiche.

SINTOMI

Il cancro al polmone potrebbe non presentare sintomi evidenti nelle sue fasi iniziali, rendendolo difficile da rilevare. I sintomi più comuni possono includere tosse persistente, dolore toracico, mancanza di respiro, respiro sibilante, raucedine, perdita di peso inspiegabile e infezioni respiratorie ricorrenti.

DIAGNOSI

La diagnosi precoce è fondamentale per ottenere risultati migliori del trattamento. Le procedure diagnostiche includono test di imaging come radiografie del torace, scansioni TC e scansioni PET, nonché campionamento di tessuti tramite biopsia per l'esame patologico.

STADIAZIONE E TRATTAMENTO

Il cancro del polmone viene studiato per determinare l'entità della malattia e guidare le decisioni terapeutiche. Le opzioni di trattamento dipendono dallo stadio, dal tipo e dalla salute generale del paziente. I metodi di trattamento comuni includono la chirurgia, la radioterapia, la chemioterapia, l'immunoterapia e la terapia mirata.

PROGNOSI

La prognosi varia in base a fattori quali lo stadio del cancro, il tipo, la salute generale del paziente e la risposta al trattamento. Le migliori probabilità di un risultato positivo sono fornite dalla diagnosi precoce e dal trattamento.

PREVENZIONE

Smettere di fumare ed evitare il fumo passivo sono misure preventive cruciali. Ridurre l'esposizione agli agenti cancerogeni ambientali e mantenere uno stile di vita sano può anche aiutare a ridurre il rischio di cancro ai polmoni.

RICERCA IN CORSO

La ricerca in corso mira a sviluppare trattamenti più efficaci e a migliorare i metodi di diagnosi precoce per migliorare gli esiti del cancro al polmone.

NOTA: il cancro del polmone è una malattia complessa e i singoli casi possono variare. Questa panoramica fornisce una comprensione generale della malattia e dei suoi aspetti principali. Per consigli o informazioni mediche specifiche, consultare un operatore sanitario qualificato.

CAPITOLO 2

ANATOMIA NORMALE E FUNZIONI DEL POLMONE

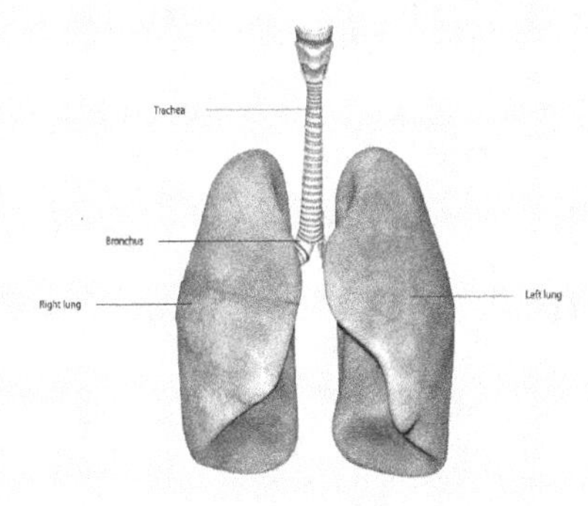

I polmoni sono organi vitali responsabili dello scambio di ossigeno e anidride carbonica e svolgono un ruolo cruciale nella respirazione. Comprendere la loro anatomia e le loro funzioni è essenziale per apprezzare l'importanza nel mantenimento della salute umana.

Anatomia: i polmoni sono una coppia di organi spugnosi a forma di cono situati all'interno della cavità toracica, protetti dalla gabbia toracica.

Ci sono lobi in ciascun polmone; il polmone destro ne ha tre (superiore, medio e inferiore), mentre il sinistro ne ha due (superiore e inferiore). Sono circondati da una sottile membrana chiamata pleura, che consente movimenti fluidi durante la respirazione.

- **Scambio di gas**: la funzione fondamentale dei polmoni è promuovere lo scambio di gas. L'ossigeno presente nell'aria viene aspirato nei polmoni durante l'inalazione e si diffonde attraverso la sottile membrana polmonare nel flusso sanguigno. Contemporaneamente, l'anidride carbonica, un prodotto di scarto prodotto dalle cellule, si diffonde dal flusso sanguigno nei polmoni e viene eliminata durante l'espirazione.

- **Respirazione:** i polmoni lavorano in coordinazione con il diaframma e i muscoli intercostali per consentire la respirazione. Durante l'inspirazione, il diaframma si contrae e si muove verso il basso, mentre i muscoli intercostali espandono la cassa toracica, consentendo all'aria di fluire nei polmoni. L'espirazione provoca il rilassamento del diaframma e la contrazione dei muscoli intercostali, spingendo l'aria fuori dai polmoni.

- **Trasporto dell'ossigeno:** una volta assorbito dai polmoni, l'ossigeno si lega all'emoglobina nei globuli rossi e viene trasportato in tutto il corpo attraverso il sistema circolatorio. Questo sangue ricco di ossigeno nutre cellule e tessuti, supportando vari processi fisiologici.

- **Rimozione dell'anidride carbonica:** poiché le cellule svolgono attività metaboliche, producono anidride carbonica come prodotto di scarto. L'anidride carbonica viene riportata ai polmoni attraverso il flusso sanguigno, dove viene espulsa dal corpo durante l'espirazione.

- **Regolazione dell'equilibrio acido-base:** i polmoni svolgono un ruolo nella regolazione dell'equilibrio acido-base del corpo controllando i livelli di anidride carbonica nel sangue. L'anidride carbonica, quando disciolta nel sangue, può agire come un acido o una base, aiutando a mantenere un livello di pH stabile nel corpo.

- **Filtraggio e difesa:** il sistema respiratorio, compresi i polmoni, aiuta a filtrare e proteggere il corpo da particelle nocive, inquinanti e microrganismi presenti nell'aria che respiriamo. Il muco e le minuscole strutture simili a peli chiamate ciglia nelle vie aeree intrappolano e rimuovono queste particelle, riducendo il rischio di infezioni respiratorie.

I polmoni sono organi straordinari responsabili del processo essenziale della respirazione. La loro complessa anatomia e le loro precise funzioni assicurano lo scambio di ossigeno e anidride carbonica, favorendo la sopravvivenza umana e la salute generale. Comprendere la normale anatomia e le funzioni dei polmoni è vitale per riconoscere eventuali deviazioni o malattie che possono influire sulla salute respiratoria.

CAPITOLO 3

CAUSE E FATTORI DI RISCHIO

Il cancro ai polmoni è una malattia complessa e devastante che insorge a causa della crescita incontrollata di cellule anormali nei polmoni. Sebbene la causa esatta del cancro ai polmoni non sia sempre chiara, sono stati identificati diversi fattori di rischio che aumentano significativamente la probabilità di sviluppare questa neoplasia. Comprendere questi fattori di rischio è essenziale sia per la prevenzione che per la diagnosi precoce, che può migliorare i risultati dei pazienti e ridurre il peso della malattia.

FUMO DI TABACCO

- Il fumo di tabacco è il fattore di rischio più significativo per il cancro ai polmoni, rappresentando circa l'85% di tutti i casi. Sigarette, sigari, pipe e altri prodotti del tabacco contengono sostanze cancerogene, sostanze cancerogene che danneggiano il tessuto polmonare se inalate. La possibilità di sviluppare il cancro ai polmoni è direttamente correlata alla durata e all'intensità del fumo. Anche l'esposizione al fumo passivo può aumentare il rischio nei non fumatori.

ESPOSIZIONE AL FUMO SECONDARIO

- I non fumatori esposti al fumo passivo, noti anche come fumatori passivi o fumatori involontari, hanno un rischio maggiore di sviluppare il cancro ai polmoni. Il fumo passivo contiene molte delle stesse sostanze chimiche dannose presenti nel fumo tradizionale e il rischio è particolarmente elevato per le persone esposte ad esso per periodi prolungati.

ESPOSIZIONI PROFESSIONALI ED AMBIENTALI

- L'esposizione professionale a determinate sostanze può aumentare il rischio di cancro ai polmoni. Gli esempi includono l'amianto, il gas radon, l'arsenico, il cromo, il nichel, i gas di scarico diesel e alcuni prodotti chimici industriali. Gli individui che lavorano nel settore edile, minerario, manifatturiero e in altri settori con potenziali esposizioni cancerogene sono a rischio più elevato.

PREDISPOSIZIONE GENETICA

- Alcuni individui possono avere una predisposizione genetica ereditaria al cancro del polmone, che può aumentare la loro suscettibilità alla malattia. Mutazioni genetiche, come nei geni BRCA2, TP53 e CHEK2, sono state collegate a un elevato rischio di cancro ai polmoni in alcune famiglie.

STORIA FAMILIARE

- Gli individui con una storia familiare di cancro ai polmoni hanno un rischio leggermente più elevato di sviluppare essi stessi la malattia. Fattori ambientali condivisi o predisposizione genetica possono contribuire a questo aumento del rischio nelle famiglie con una storia di cancro ai polmoni.

STORIA PERSONALE DELLE CONDIZIONI POLMONARI

- Le persone con una storia di alcune malattie polmonari, come la broncopneumopatia cronica ostruttiva (BPCO) e la fibrosi polmonare, hanno un rischio elevato di contrarre il cancro ai polmoni.

ETÀ E GENERE

- Il rischio di cancro ai polmoni aumenta con l'età e la malattia è più comune negli anziani. Storicamente gli uomini corrono un rischio maggiore di contrarre il cancro ai polmoni rispetto alle donne, sebbene questo divario si sia ridotto negli ultimi anni.

STORIA PRECEDENTE DI CANCRO POLMONARE

- Gli individui che hanno avuto un cancro ai polmoni in passato corrono un rischio maggiore di sviluppare nuovi tumori polmonari, sia nello stesso polmone che nell'altro polmone.

SCELTE DIETE E STILI DI VITA SBAGLIATI

- Abitudini alimentari non salutari, mancanza di esercizio fisico e obesità sono stati associati ad un aumento del rischio di sviluppare il cancro ai polmoni. Alcuni componenti della dieta, come un elevato consumo di carni lavorate o la mancanza di frutta e verdura, possono contribuire al rischio.

ESPOSIZIONE AL RADON

- Il gas radon, un gas radioattivo presente in natura che può accumularsi nelle case, è un noto cancerogeno e una causa significativa di cancro ai polmoni nei non fumatori.

INQUINAMENTO DELL'ARIA

- L'esposizione a lungo termine all'inquinamento atmosferico, in particolare nelle aree urbane con alti livelli di particolato e altri inquinanti, può aumentare il rischio di cancro ai polmoni.

PRECEDENTE RADIOTERAPIA

- Gli individui che hanno ricevuto radioterapia al torace, in genere per altri tumori, possono avere un rischio maggiore di sviluppare il cancro ai polmoni più avanti nella vita.

Sebbene questi fattori di rischio possano aumentare la probabilità di sviluppare il cancro ai polmoni, è essenziale notare che non tutte le persone esposte a questi fattori svilupperanno la malattia. Inoltre, alcuni individui senza fattori di rischio noti possono comunque sviluppare il cancro ai polmoni.

Pertanto, un approccio globale alla prevenzione del cancro del polmone implica la riduzione dell'esposizione a fattori di rischio noti, l'adozione di uno stile di vita sano e la promozione della diagnosi precoce attraverso lo screening delle popolazioni ad alto rischio. Se qualcuno ha dubbi sul rischio di cancro ai polmoni, è fondamentale discutere con un operatore sanitario che può fornire indicazioni e raccomandazioni personalizzate.

CAPITOLO 4

TIPI DI CANCRO DEL POLMONE: COMPRENSIONE DEI SOTTOTIPI DISTINTI

Il cancro del polmone, una malattia eterogenea, comprende diversi sottotipi con caratteristiche cellulari e comportamenti clinici variabili. Riconoscere questi tipi distinti è essenziale per una diagnosi accurata, una selezione del trattamento appropriato e migliori risultati per i pazienti.

TUMORE DEL POLMONE NON A PICCOLE CELLULE (NSCLC)

- **Adenocarcinoma:** il sottotipo NSCLC più diffuso, spesso riscontrato nelle regioni esterne dei polmoni. È comunemente associato a una storia di fumo o esposizione ad agenti cancerogeni ambientali. L'adenocarcinoma ha origine nelle cellule ghiandolari che rivestono le vie aeree e può mostrare vari modelli di crescita, come lipidico, mucinoso, papillare e solido. Tende a verificarsi sia nei fumatori che nei non fumatori.

- **Carcinoma a cellule squamose:** localizzato prevalentemente nelle vie aeree centrali, il carcinoma a cellule squamose è strettamente associato al fumo. Deriva dalle cellule squamose che rivestono i bronchi e può formare strutture cheratinizzanti. L'esame istologico rivela caratteristiche distinte, facilitando una diagnosi accurata.

CANCRO DEL POLMONE A PICCOLE CELLULE (SCLC)

- L'SCC è un sottotipo di cancro polmonare altamente aggressivo e in rapida crescita. Rappresenta una percentuale minore di casi rispetto al NSCLC. Questo cancro è fortemente associato al fumo e origina dalle cellule neuroendocrine dei bronchi e dei bronchioli. Il SCLC è caratterizzato dalla rapida proliferazione, dalla metastasi precoce e dall'elevata risposta alla chemioterapia iniziale, che lo rendono diverso dal NSCLC.

ALTRI SOTTOTIPI RARI

- **Carcinoma a grandi cellule:** una variante meno comune del NSCLC, il carcinoma a grandi cellule non presenta le caratteristiche distintive dell'adenocarcinoma e del carcinoma a cellule squamose. Si presenta spesso come tumori di grandi dimensioni con cellule scarsamente differenziate.

- **Tumori carcinoidi:** questi tumori neuroendocrini a crescita lenta sono meno aggressivi di SCLC e NSCLC. Rappresentano una piccola percentuale dei tumori polmonari e spesso hanno una prognosi favorevole se rilevati precocemente.

- **Carcinoma pleomorfo**: un sottotipo raro e aggressivo di NSCLC, il carcinoma pleomorfo presenta un aspetto indifferenziato e varie componenti cellulari, rendendo la sua diagnosi difficile.

- **Tumori di tipo ghiandole salivari**: questi tumori rari

assomigliano ai tumori delle ghiandole salivari e presentano caratteristiche istologiche specifiche.

Il cancro del polmone comprende sottotipi distinti con caratteristiche cellulari e comportamenti clinici diversi.

L'identificazione accurata di questi tipi è fondamentale per personalizzare strategie di trattamento efficaci e ottimizzare la cura del paziente. Comprendendo le caratteristiche uniche di ciascun sottotipo, gli operatori sanitari possono prendere decisioni informate, portando a risultati migliori e progressi nella gestione del cancro del polmone. La diagnosi precoce, la diagnosi precisa e i trattamenti personalizzati sono essenziali nella lotta continua contro questa malattia mortale.

CAPITOLO 5

STADI DEL CANCRO DEL POLMONE E CLASSIFICAZIONE

Il cancro del polmone viene studiato per determinare l'entità della malattia e guidare le decisioni terapeutiche. La stadiazione aiuta gli operatori sanitari a comprendere quanto è avanzato il cancro, il potenziale di diffusione ad altre parti del corpo e la prognosi del paziente.

Il sistema di stadiazione primario per il cancro del polmone è il sistema TNM, che valuta la dimensione del tumore (T), il coinvolgimento dei linfonodi (N) e le metastasi a distanza (M).

Stadio 0 (carcinoma in situ): il cancro del polmone allo stadio 0 è lo stadio più precoce, in cui le cellule tumorali sono confinate al rivestimento interno delle vie aeree e non hanno invaso i tessuti polmonari più profondi. In questa fase, il cancro non si è diffuso ai linfonodi vicini o a siti distanti. È noto anche come carcinoma in situ o cancro pre-invasivo.

Stadio I: il cancro del polmone allo stadio I è diviso in due sottostadi, IA e IB, a seconda delle dimensioni del tumore e dell'invasione.

- **Stadio IA:** in questo stadio il tumore è piccolo, solitamente di dimensioni inferiori a 3 cm, e confinato al polmone. Non si è spostato nei linfonodi circostanti o in luoghi distanti.

- **Stadio IB**: il tumore è leggermente più grande (tra 3 cm e 4 cm) o può essersi diffuso al bronco principale, al rivestimento interno del polmone o alla pleura viscerale (il rivestimento che copre il polmone). Non vi è coinvolgimento linfonodale o metastasi a distanza.

Stadio II: anche il cancro del polmone allo stadio II è suddiviso in due sottostadi, IIA e IIB, a seconda delle dimensioni e della diffusione del tumore.

- **Stadio IIA:** il tumore è più grande (tra 4 cm e 5 cm) o può aver invaso strutture vicine come la parete toracica, il diaframma, la pleura o il bronco principale. Il cancro potrebbe essersi diffuso ai linfonodi vicini ma non a siti distanti.

- **Stadio IIB:** in questo stadio, il tumore è più grande (tra 5 cm e 7 cm) e può essersi diffuso ai linfonodi vicini, oppure la dimensione del tumore è più piccola (meno di 5 cm) ma si è diffuso ai linfonodi vicini. Non si sono verificate metastasi a distanza.

Stadio III: il cancro del polmone allo stadio III è ulteriormente suddiviso in tre sottostadi, IIIA, IIIB e IIIC, in base all'entità della crescita del tumore e al coinvolgimento dei linfonodi.

- **Stadio IIIA:** il tumore è più grande e può coinvolgere strutture come il cuore, i principali vasi sanguigni, l'esofago o la parete toracica. Il cancro si è diffuso ai linfonodi sullo stesso lato del torace del tumore primario ma non ha raggiunto siti distanti.

- **Stadio IIIB:** il cancro si è diffuso ai linfonodi sullo stesso lato del torace del tumore primario e ha invaso anche strutture critiche come cuore, trachea, esofago o vasi sanguigni. Non si sono verificate metastasi a distanza.

- **Stadio IIIC:** il cancro può essersi diffuso ai linfonodi sullo stesso lato o sul lato opposto del torace del tumore primario e può coinvolgere i linfonodi sopra la clavicola. Non si sono verificate metastasi a distanza.

Stadio IV: il cancro del polmone allo stadio IV, noto anche come cancro metastatico, è una forma avanzata e aggressiva della malattia in cui il cancro si è diffuso dal sito primario a organi o linfonodi distanti.

In questa fase, il cancro è considerato in uno stato avanzato e problematico e l'approccio terapeutico mira a gestire i sintomi, migliorare la qualità della vita del paziente e prolungare la sopravvivenza.

Le decisioni terapeutiche per il cancro allo stadio IV dipendono da vari fattori, tra cui il tipo e la sede del cancro primario, l'entità delle metastasi, la salute generale del paziente e le sue preferenze terapeutiche.

La stadiazione del cancro del polmone è un processo fondamentale per determinare l'entità della malattia e guidare le decisioni terapeutiche. Ogni stadio ha caratteristiche specifiche che influenzano la prognosi e le opzioni di trattamento.

La diagnosi precoce e l'intervento tempestivo sono fondamentali per migliorare i risultati e i tassi di sopravvivenza. È essenziale che le persone a rischio o che presentano sintomi correlati al cancro del polmone si rivolga tempestivamente al medico per una valutazione e una diagnosi appropriate.

CAPITOLO 6

SEGNI E SINTOMI

Il cancro al polmone è una malattia grave e pericolosa per la vita che può presentarsi con una serie di sintomi. I segni e i sintomi del cancro del polmone possono variare a seconda del tipo di cancro del polmone, del suo stadio e della posizione del tumore. In alcuni casi, il cancro ai polmoni potrebbe non causare sintomi evidenti nelle fasi iniziali, rendendo difficile la diagnosi precoce.

Riconoscere e comprendere i sintomi comuni del cancro del polmone è fondamentale per la diagnosi precoce e l'intervento tempestivo, che possono avere un impatto significativo sui risultati del trattamento e sulla sopravvivenza globale.

1. Tosse persistente:

- Una tosse cronica o persistente è uno dei sintomi più comuni del cancro ai polmoni.
- La tosse può essere secca o produrre muco (espettorato) e spesso peggiora nel tempo.

2. Mancanza di respiro:

- Il cancro ai polmoni può ostruire le vie aeree o causare infiammazione ai polmoni, portando a mancanza di respiro, soprattutto durante l'attività fisica.

3. Dolore al petto:

- Il cancro del polmone può causare dolore toracico localizzato o disagio che può peggiorare con la respirazione profonda, la tosse o il riso.

4. Raucedine o cambiamenti di voce:

- I tumori situati vicino alle vie aeree superiori possono colpire le corde vocali, provocando raucedine o alterazioni della voce.

5. Respiro sibilante:

- L'ostruzione delle vie aeree da parte di tumori polmonari può causare respiro sibilante, un sibilo acuto durante la respirazione.

6. Perdita di peso inspiegabile:

- Molte persone affette da cancro ai polmoni sperimentano una perdita di peso inspiegabile, spesso a causa della perdita di appetito o degli effetti metabolici del cancro.

7. Affaticamento e debolezza:

- Il cancro ai polmoni può causare affaticamento e debolezza, che possono essere il risultato degli sforzi del corpo per combattere la malattia o l'anemia.

8. Infezioni respiratorie ricorrenti:

- Alcune persone affette da cancro ai polmoni possono manifestare infezioni respiratorie persistenti, come polmonite o bronchite.

9. Tosse con sangue (emottisi):

- Tossire sangue, anche in piccole quantità, può essere un segno di cancro ai polmoni o di altre condizioni respiratorie.

10. Gonfiore al viso o al collo:

- I tumori polmonari situati vicino ai vasi sanguigni principali possono causare gonfiore al viso o al collo a causa del blocco del flusso sanguigno.

11. Dolore osseo:

- Il cancro polmonare avanzato che si è diffuso (metastatizzato) alle ossa può causare dolore osseo, soprattutto nella schiena, nei fianchi o in altre aree colpite.

12. Mal di testa e sintomi neurologici:

- Le metastasi nel cervello possono causare mal di testa, convulsioni, vertigini o altri sintomi neurologici.

È fondamentale notare che questi sintomi possono essere indicativi di varie condizioni respiratorie o mediche diverse dal cancro ai polmoni. Tuttavia, se uno qualsiasi di questi sintomi persiste o peggiora, soprattutto in individui con fattori di rischio come una storia di fumo o esposizione ad agenti cancerogeni, è essenziale consultare immediatamente un medico.

L'individuazione e la diagnosi precoce del cancro del polmone possono migliorare significativamente i risultati del trattamento. Vari test diagnostici, come studi di imaging (radiografico del torace, scansioni TC, scansioni PET) e biopsia tissutale, vengono utilizzati per confermare la presenza di cancro ai polmoni e determinare il tipo e lo stadio.

Se si sospetta un cancro ai polmoni, un operatore sanitario, solitamente uno pneumologo o un oncologo, guiderà il paziente attraverso gli esami necessari e consiglierà un piano di trattamento appropriato in base alla diagnosi specifica. Controlli e screening regolari per i soggetti ad alto rischio sono essenziali per la diagnosi precoce e l'intervento tempestivo nei casi di cancro ai polmoni.

DIAGNOSI

La diagnosi del cancro del polmone prevede una serie di test e procedure progettati per confermare la presenza del cancro, determinare il tipo e lo stadio e guidare le decisioni terapeutiche appropriate. Una diagnosi precoce e accurata è fondamentale per migliorare i risultati del trattamento e la sopravvivenza del paziente.

Il processo di diagnosi prevede tipicamente un approccio multidisciplinare, con professionisti sanitari come pneumologi, radiologi, patologi e oncologi che lavorano insieme per fornire la migliore assistenza possibile al paziente.

1. Anamnesi del paziente ed esame obiettivo:

- Il processo diagnostico inizia con un esame approfondito della storia medica del paziente, compresi i fattori di rischio come l'abitudine al fumo, l'esposizione ad agenti cancerogeni ambientali e la storia familiare di cancro ai polmoni.
- Viene condotto un esame fisico per valutare la salute generale del paziente, la funzione respiratoria e eventuali sintomi evidenti.

2. Studi di imaging:

- Radiografia del torace: un test di imaging iniziale standard utilizzato per rilevare ombre o masse polmonari anomale. Tuttavia, potrebbe non essere abbastanza sensibile da rilevare piccoli tumori.
- Tomografia computerizzata (TC) Una tecnica di imaging più dettagliata che fornisce immagini

in sezione trasversale dei polmoni, consentendo una migliore visualizzazione dei tumori e delle loro caratteristiche.

- Tomografia a emissione di positroni (PET) Un test di imaging funzionale che utilizza un tracciante radioattivo per rilevare aree di maggiore attività metabolica, aiutando a identificare il tessuto canceroso e valutare l'entità della diffusione del cancro (metastasi).

3. Biopsia e campionamento dei tessuti:

- Una diagnosi definitiva di cancro ai polmoni richiede una biopsia, in cui un campione di tessuto sospetto viene rimosso per essere esaminato al microscopio.
- Diversi metodi di biopsia includono la broncoscopia (utilizzando un tubo sottile e

flessibile per raccogliere tessuto dalle vie aeree), la biopsia con ago (guidata dall'imaging per raggiungere i noduli polmonari) e la biopsia chirurgica (rimozione di un campione di tessuto più grande mediante intervento chirurgico).

4. Analisi istopatologica:

- Il tessuto sottoposto a biopsia viene inviato a un patologo per l'analisi istopatologica, dove viene esaminato al microscopio per determinare la presenza di cellule tumorali e il loro tipo (carcinoma polmonare non a piccole cellule o cancro polmonare a piccole cellule).

- L'analisi potrebbe includere anche test aggiuntivi per valutare il profilo genetico del tumore e identificare mutazioni specifiche che potrebbero essere prese di mira da terapie di precisione.

5. Staging e classificazione:

- La stadiazione è il processo di determinazione dell'entità e della diffusione del cancro del polmone nel corpo. Il sistema di stadiazione più comunemente utilizzato per il cancro del polmone è il sistema TNM, che considera le dimensioni del tumore, il coinvolgimento dei linfonodi e le metastasi.

- La classificazione prevede la valutazione dell'aspetto e del comportamento delle cellule tumorali per determinare quanto sia aggressivo il tumore.

6. Test molecolari e analisi genetica:

- I test molecolari comportano l'esame delle cellule tumorali per individuare specifiche mutazioni genetiche o biomarcatori che possono influenzare le decisioni terapeutiche, come terapie mirate o immunoterapie.

- L'analisi genetica aiuta a identificare i fattori ereditari che possono contribuire al rischio di cancro ai polmoni, in particolare nei soggetti con una storia familiare della malattia.

7. Conferma della diagnosi e pianificazione del trattamento:

- Una volta ottenuti tutti i risultati dei test diagnostici, un team multidisciplinare di operatori sanitari si riunisce per confermare la diagnosi e lo stadio del cancro del polmone.
- Il piano di trattamento viene sviluppato in base al tipo e allo stadio specifici del cancro del polmone, alla salute generale del paziente e alle preferenze individuali.

PROVE

I test svolgono un ruolo cruciale nella diagnosi, stadiazione e monitoraggio del cancro del polmone. Vengono utilizzati numerosi test per rilevare la presenza del cancro del polmone, determinare il tipo e lo stadio, valutare l'entità della diffusione e guidare le decisioni terapeutiche. Questi test vengono generalmente eseguiti da un team di professionisti sanitari, inclusi pneumologi, radiologi, patologi e oncologi, per garantire una valutazione accurata e completa della malattia.

1. **Test di imaging:**
   - **Radiografia del torace:** un test di imaging standard che utilizza radiazioni a basso dosaggio per produrre immagini del torace. Spesso è il primo test utilizzato per identificare ombre o masse polmonari anomale.

- **Scansione di tomografia computerizzata (CT):** questa tecnica di imaging fornisce immagini in sezione trasversale dettagliate dei polmoni, consentendo una migliore visualizzazione di tumori, linfonodi e altre strutture. Le scansioni TC sono cruciali per diagnosticare il cancro del polmone e determinare lo stadio.

- **Risonanza magnetica (MRI):** in alcuni casi, una risonanza magnetica può essere utilizzata per fornire immagini più dettagliate, soprattutto quando si valuta il coinvolgimento delle strutture vicine o del cervello.

- **Scansione con tomografia a emissione di positroni (PET)**. Un test di imaging funzionale che utilizza un tracciante radioattivo per rilevare aree di maggiore attività metabolica. Aiuta a identificare il tessuto canceroso e a valutare l'entità della diffusione del cancro (metastasi) oltre i polmoni.

2. Biopsia e campionamento dei tessuti:

- **Broncoscopia:** una procedura in cui un tubo sottile e flessibile con una telecamera (broncoscopio) viene inserito attraverso il naso o la bocca per raccogliere campioni di tessuto dalle vie aeree per l'esame.

- **Biopsia con ago:** utilizzando la guida per immagini (TC o ecografia), un ago da biopsia viene inserito attraverso la parete toracica per ottenere campioni di tessuto da noduli o masse polmonari.

- **Biopsia chirurgica:** nei casi in cui la broncoscopia o la biopsia con ago non sono fattibili, è possibile eseguire una procedura chirurgica per rimuovere un campione di tessuto più grande per l'analisi.

3. Analisi istopatologica:

- Dopo aver ottenuto campioni di tessuto, un patologo li esamina al microscopio per determinare se sono presenti cellule tumorali e identificare il tipo di cancro del polmone (cancro del polmone non a piccole cellule o cancro del polmone a piccole cellule).
- L'analisi potrebbe includere anche test aggiuntivi per valutare il profilo genetico del tumore e identificare mutazioni specifiche che potrebbero essere prese di mira da terapie di precisione.

4. Test molecolari e analisi genetica:

- **Test molecolari:** le cellule tumorali possono essere testate per specifiche mutazioni genetiche o biomarcatori che potrebbero influenzare le decisioni terapeutiche, come terapie mirate o immunoterapie.

- **Analisi genetica:** identifica i fattori ereditari che possono contribuire al rischio di cancro ai polmoni, soprattutto nei soggetti con una storia familiare della malattia.

5. Test di stadiazione:

- **Mediastinoscopia:** una procedura chirurgica per campionare i linfonodi nell'area centrale del torace per determinare se il cancro si è diffuso ai linfonodi vicini.

- **Ecografia endobronchiale (EBUS):** una tecnica che combina broncoscopia ed ultrasuoni per campionare i linfonodi vicino alle vie aeree.

- **Ecografia endoscopica (EUS):** un approccio simile all'E BUS, ma utilizza un endoscopio attraverso l'esofago per campionare i linfonodi vicini ai polmoni.

- **Toracentesi:** se è presente un accumulo di liquido nel torace (versamento pleurico), un campione può essere rimosso attraverso un ago per l'analisi.

6. Test di funzionalità polmonare:

- Questi test valutano la funzionalità polmonare e aiutano a valutare l'impatto del cancro ai polmoni sulla capacità respiratoria e sulla salute respiratoria.

7. Esami del sangue:

- Gli esami del sangue possono essere utilizzati per valutare la salute generale, inclusa la funzionalità epatica e renale, nonché i marcatori tumorali associati al cancro del polmone.

8. Scansioni ossee e imaging cerebrale:

- Ulteriori test di imaging, come la scintigrafia ossea o l'imaging cerebrale (MRI o TC), possono essere eseguiti per rilevare qualsiasi potenziale diffusione del cancro in queste aree.

9. Biopsie liquide:

- Un approccio più recente che analizza le cellule tumorali circolanti (CTC) o il DNA libero nel sangue per rilevare mutazioni genetiche e valutare le caratteristiche del tumore.

Test completi sono fondamentali per diagnosticare accuratamente il cancro del polmone, determinare lo stadio e il profilo molecolare e sviluppare un piano di trattamento personalizzato. La diagnosi precoce attraverso screening appropriati e la consapevolezza dei fattori di rischio può portare a un intervento tempestivo, migliorando potenzialmente i risultati del trattamento e la prognosi del paziente.

Il follow-up e il monitoraggio regolari sono essenziali per valutare la risposta al trattamento e rilevare eventuali recidive del cancro. La diagnosi precoce e accurata sono essenziali per fornire il trattamento più efficace e personalizzato per il cancro del polmone. Screening regolari e la consapevolezza dei fattori di rischio possono aiutare a identificare la malattia in una fase precoce, portando a risultati migliori e a una migliore qualità della vita per i pazienti affetti da cancro ai polmoni.

CAPITOLO 7

OPZIONI E GESTIONE DEL TRATTAMENTO

Il cancro del polmone è una malattia complessa con varie opzioni terapeutiche e strategie di gestione adattate alla condizione unica di ciascun paziente. L'approccio al cancro del polmone prevede che un team multidisciplinare di professionisti sanitari lavorino insieme per fornire la migliore assistenza possibile.

Le decisioni terapeutiche si basano su fattori quali il tipo e lo stadio del cancro del polmone, la salute generale del paziente e le sue preferenze terapeutiche. Gli obiettivi primari sono raggiungere un controllo ottimale del tumore, migliorare la qualità della vita e affrontare gli aspetti fisici, emotivi e psicologici della malattia.

OPZIONI DI TRATTAMENTO:

1. Trattamento chirurgico:

- La chirurgia è un'opzione di trattamento comune per il cancro del polmone in stadio iniziale, quando il tumore è localizzato e non si è diffuso in siti distanti.
- Possono essere eseguite diverse procedure chirurgiche, a seconda delle dimensioni del tumore, della posizione e dello stato di salute generale del paziente. Questi includono:

    1. **Lobectomia**: rimozione del lobo polmonare interessato.
    2. **Pneumonectomia:** rimozione completa di un polmone.
    3. **Segmentectomia o resezione a cuneo**: rimozione di una porzione

più piccola del polmone contenente il tumore.

4. Le tecniche minimamente invasive, come la chirurgia toracoscopica video assistita (VATS), sono sempre più utilizzate per ridurre il trauma chirurgico e promuovere un recupero più rapido.

2. Radioterapia:

- La radioterapia utilizza raggi X ad alta energia o altre fonti di radiazioni per colpire e distruggere le cellule tumorali.

- Può essere utilizzato come trattamento primario per il cancro polmonare localizzato, come terapia adiuvante dopo un intervento chirurgico o per alleviare i sintomi nei casi avanzati (radiazioni palliative).

- Tecniche come la radioterapia stereotassica corporea (SBRT) forniscono dosi altamente precise di radiazioni al tumore riducendo al minimo l'esposizione ai tessuti sani.

3. Chemioterapia:

- La chemioterapia utilizza farmaci potenti per uccidere o rallentare la crescita delle cellule tumorali.
- Può essere somministrato come trattamento sistemico (endovenoso o orale) per colpire le cellule tumorali in tutto il corpo.
- In alcuni casi, la chemioterapia neoadiuvante o adiuvante viene somministrata prima o dopo l'intervento chirurgico per ridurre le dimensioni dei tumori o prevenire le recidive del cancro.

4. Immunoterapia:

- L'immunoterapia sfrutta il sistema immunitario del corpo per riconoscere e attaccare le cellule tumorali in modo più efficace.

- Gli inibitori del checkpoint, come gli inibitori PD-1 e PD-L1, sono comunemente usati per bloccare proteine specifiche che impediscono alle cellule immunitarie di attaccare le cellule tumorali.

- L'immunoterapia è particolarmente efficace per alcuni tipi di cancro ai polmoni e può essere utilizzata in stadi avanzati o in combinazione con altri trattamenti.

5. Terapia mirata:

- Le terapie mirate si concentrano su specifiche mutazioni genetiche o cambiamenti molecolari che guidano la crescita del cancro.

- Queste terapie bloccano l'azione di specifiche molecole o percorsi coinvolti nello sviluppo del cancro, portando alla distruzione mirata delle cellule tumorali.

- Le terapie mirate sono più precise e possono essere più efficaci della chemioterapia tradizionale, con potenzialmente meno effetti collaterali.

6. Terapia combinata:

- In molti casi, il trattamento del cancro del polmone prevede una combinazione di diverse modalità per massimizzare l'efficacia e controllare la diffusione del cancro.
- La terapia di combinazione può includere un intervento chirurgico con chemioterapia o radioterapia adiuvante o una combinazione di chemioterapia e immunoterapia.

STRATEGIE DI GESTIONE:

- **Individuazione precoce e screening**: la diagnosi precoce del cancro del polmone può migliorare significativamente i risultati del trattamento. Gli individui ad alto rischio, come i fumatori attuali o ex, possono trarre beneficio da screening regolari utilizzando scansioni TC a basso dosaggio.

- **Approccio multidisciplinare**: la gestione del cancro del polmone richiede uno sforzo di collaborazione tra vari professionisti sanitari, tra cui oncologi, pneumologi, chirurghi, radioterapisti, patologi e specialisti di cure di supporto. Un team multidisciplinare garantisce che tutti gli aspetti della cura del paziente siano affrontati in modo completo.

- **Piani di trattamento personalizzati**: il piano di trattamento di ciascun paziente è personalizzato in base alle caratteristiche specifiche della malattia, alla salute generale e agli obiettivi del trattamento. Il trattamento personalizzato mira a ottimizzare l'efficacia del trattamento riducendo al minimo gli effetti collaterali.

- **Terapia di supporto**: la terapia di supporto è parte integrante della gestione del cancro del polmone e si concentra sulla gestione dei sintomi, sul sollievo dal dolore, sul supporto emotivo e sulla risposta ai bisogni psicosociali. Le cure palliative mirano a migliorare la qualità della vita del paziente, soprattutto negli stadi avanzati della malattia.

- **Sperimentazioni cliniche e trattamenti emergenti:** la partecipazione a sperimentazioni cliniche può essere un'opzione per i pazienti idonei, fornendo accesso a nuovi trattamenti e terapie non ancora ampiamente disponibili. La ricerca in corso mira a far avanzare la gestione del cancro del polmone e a migliorare i risultati dei pazienti.

- **Smettere di fumare e cambiamenti nello stile di vita**: incoraggiare la cessazione del fumo e l'adozione di uno stile di vita sano può migliorare il benessere generale del paziente e può ridurre il rischio di recidiva del cancro.

- **Supporto psicologico ed emotivo:** la diagnosi e il trattamento del cancro del polmone possono avere un profondo impatto emotivo sui pazienti e sulle loro famiglie.

Fornitura psicologica il supporto, la consulenza e l'accesso ai gruppi di sostegno possono aiutare i pazienti ad affrontare le sfide della malattia.

Un trattamento e una gestione efficaci del cancro del polmone richiedono un approccio globale e centrato sul paziente, che tenga conto delle caratteristiche della malattia e del benessere generale dell'individuo. La diagnosi precoce, l'intervento tempestivo e la cura completa sono essenziali per ottenere i migliori risultati possibili e migliorare la qualità della vita dei pazienti affetti da cancro del polmone.

Il follow-up e il monitoraggio regolari sono fondamentali per valutare la risposta al trattamento e rilevare eventuali recidive o nuovi sviluppi del cancro.

La ricerca e i progressi in corso nella gestione del cancro del polmone offrono speranza per migliori opzioni terapeutiche e maggiori tassi di sopravvivenza in futuro.

EFFETTI COLLATERALI DI DIVERSE OPZIONI DI TRATTAMENTO

Sebbene le opzioni terapeutiche per il cancro al polmone mirano a combattere la malattia e a migliorare i risultati dei pazienti, possono anche comportare effetti collaterali che variano in base alla specifica modalità di trattamento utilizzata. I pazienti e gli operatori sanitari devono essere consapevoli di questi potenziali effetti collaterali per gestirli in modo efficace e migliorare la qualità della vita del paziente. Ecco una panoramica degli effetti collaterali associati alle diverse opzioni di trattamento per il cancro del polmone:

1. Chirurgia:

- Gli effetti collaterali comuni dopo l'intervento chirurgico per il cancro del polmone includono dolore e disagio nel sito dell'incisione.

- I pazienti possono avvertire mancanza di respiro e ridotta capacità polmonare temporaneamente dopo l'intervento chirurgico.

- Infezioni, sanguinamenti e complicanze della ferita sono possibili ma relativamente rari.

- In caso di pneumonectomia (rimozione completa del polmone), i pazienti possono sperimentare cambiamenti a lungo termine nella respirazione e nell'attività fisica.

2. Radioterapia:

- La radioterapia può causare affaticamento, che può persistere durante il trattamento e per qualche tempo dopo.

- Nell'area trattata possono verificarsi reazioni cutanee come arrossamento, prurito e secchezza.
- Le radiazioni nell'area del torace possono causare difficoltà temporanee a deglutire (esofagite) e infiammazione polmonare (polmonite da radiazioni).
- Gli effetti collaterali a lungo termine possono includere cicatrici polmonari (fibrosi da radiazioni) e problemi cardiaci in alcuni casi.

3. Chemioterapia:

La chemioterapia può causare una serie di effetti collaterali, che variano a seconda dei farmaci utilizzati e della risposta individuale. Gli effetti collaterali comuni includono:

- Nausea e vomito
- Fatica

- Perdita dei capelli (alopecia)
- Diminuzione dell'appetito e perdita di peso
- Aumento del rischio di infezioni a causa della ridotta immunità
- Anemia (basso numero di globuli rossi) e aumento del rischio di sanguinamento

4. Immunoterapia:

L'immunoterapia può portare a effetti collaterali immuno-correlati noti come eventi avversi immuno-correlati (irAE). Questi possono influenzare vari organi e sistemi del corpo. Gli irAE comuni includono:

- Eruzione cutanea o prurito
- Diarrea o colite
- Polmonite (infiammazione dei polmoni)
- Epatite (infiammazione del fegato)
- Disfunzione delle ghiandole endocrine (ad esempio, disfunzione della tiroide)

5. Terapia mirata:

Gli effetti collaterali della terapia mirata possono variare a seconda del farmaco specifico e del percorso mirato. Gli effetti collaterali comuni possono includere:

- Eruzione cutanea o altri cambiamenti della pelle
- Diarrea o disturbi gastrointestinali
- Fatica
- Alta pressione sanguigna (ipertensione)

6. Terapia combinata:

- Le terapie combinate, che possono comportare un mix di chirurgia, radioterapia, chemioterapia, immunoterapia o terapia mirata, possono portare a una combinazione di effetti collaterali da ciascuna modalità di trattamento utilizzata.

7. Effetti collaterali generali:

- Indipendentemente dall'opzione terapeutica specifica utilizzata, i pazienti affetti da cancro ai polmoni possono manifestare effetti collaterali generali, come affaticamento, cambiamenti nell'appetito, sbalzi d'umore e cambiamenti di peso.

È essenziale che i pazienti comunicano apertamente con il proprio team sanitario in merito a eventuali effetti collaterali riscontrati durante il trattamento. Gli operatori sanitari possono offrire interventi e aggiustamenti per gestire gli effetti collaterali in modo efficace, riducendo potenzialmente il loro impatto sul benessere del paziente.

Gli effetti collaterali sono generalmente temporanei e possono risolversi dopo il completamento del trattamento.

Tuttavia, se gli effetti collaterali diventano gravi o incidono in modo significativo sulla qualità della vita del paziente, il team sanitario può prendere in considerazione la modifica del piano di trattamento per garantire il miglior risultato possibile per il paziente.

GESTIRE I SINTOMI E GLI EFFETTI COLLATERALI

La gestione dei sintomi e degli effetti collaterali è parte integrante dell'assistenza completa per le persone sottoposte a trattamento per il cancro del polmone. L'obiettivo è migliorare la qualità della vita del paziente, ridurre il disagio e migliorare il benessere generale durante il percorso di trattamento.

Ecco alcune strategie per gestire efficacemente i sintomi e gli effetti collaterali:

Comunicazione aperta con il team sanitario:

- Mantieni una comunicazione aperta e onesta con il tuo team sanitario in merito a eventuali sintomi o effetti collaterali riscontrati. Ciò consente loro di rispondere alle tue preoccupazioni e modificare il piano di trattamento, se necessario.

Seguire il piano di trattamento:

- Attenersi al piano di trattamento prescritto come indicato dal proprio team sanitario. Ciò può comportare l'assunzione di farmaci come previsto, la partecipazione agli appuntamenti e il rispetto delle raccomandazioni sullo stile di vita.

Terapia di supporto e medicina palliativa:

- Considerare la possibilità di impegnarsi con servizi di assistenza di supporto o medicina palliativa, che si concentrano sulla gestione dei sintomi, sul sollievo dal dolore e sulla risposta ai bisogni psicosociali. Questi specialisti lavorano a fianco del tuo team oncologico primario per migliorare la qualità della tua vita.

Gestire il dolore in modo efficace:

- Se avverti dolore, informa tempestivamente il tuo team sanitario. Possono prescrivere farmaci antidolorifici appropriati o raccomandare altre tecniche di gestione del dolore, come esercizi di rilassamento, terapia fisica o agopuntura.

Nutrizione e idratazione:

- Mantieni una dieta ben bilanciata per sostenere il sistema immunitario del tuo corpo e la salute generale. Un'adeguata idratazione è essenziale anche per gestire potenziali effetti collaterali, come secchezza delle fauci e nausea.

Indirizzo Nausea e Vomito:

- Se avverti nausea e vomito a causa della chemioterapia o di altri trattamenti, il tuo team sanitario può prescrivere farmaci antiemetici per alleviare questi sintomi.

Gestione della fatica:

- Il solito effetto collaterale del trattamento del cancro è l'affaticamento. È essenziale bilanciare riposo e attività. Impegnati in un'attività fisica leggera e valuta la possibilità di incorporare tecniche di rilassamento, come la meditazione o lo yoga, per gestire l'affaticamento.

- Se si verificano reazioni cutanee da radioterapia o terapia mirata, seguire le raccomandazioni del proprio team sanitario per la cura della pelle. Utilizzare prodotti delicati e senza profumo ed evitare l'esposizione al sole.

Respirazione e funzione polmonare:

- Pratica esercizi di respirazione profonda per migliorare la funzione polmonare e alleviare la mancanza di respiro. La riabilitazione polmonare può essere utile per alcuni pazienti.

Supporto emotivo:

- Cerca aiuto emotivo da amici, familiari o organizzazioni di supporto. La consulenza o la terapia possono aiutarti ad affrontare l'impatto emotivo del cancro e del suo trattamento.

Igiene del sonno:

- Dai priorità a una buona igiene del sonno stabilendo una routine del sonno coerente, creando un ambiente di sonno confortevole ed evitando stimolanti prima di andare a dormire.

Rimani attivo e impegnato:

- Rimanere fisicamente attivi e impegnati nelle attività che ti piacciono può aiutarti a migliorare il tuo umore e il tuo benessere generale.

Smettere di fumare e cambiamenti nello stile di vita:

- Se sei un fumatore, smettere di fumare è essenziale per gestire il cancro ai polmoni e migliorare la tua salute generale.

Ricordare che l'esperienza di ogni paziente con sintomi ed effetti collaterali può variare e che gli approcci gestionali personalizzati sono cruciali. Una comunicazione regolare con il tuo team sanitario e una discussione aperta sui tuoi sintomi possono portare alle strategie più efficaci e personalizzate per la gestione dei sintomi e degli effetti collaterali durante il tuo percorso di trattamento del cancro al polmone.

NUTRIZIONE E DIETA NELLA GESTIONE DEL CANCRO

Mantenere una corretta alimentazione e una dieta equilibrata sono componenti cruciali della gestione del cancro, compreso il cancro ai polmoni. Una dieta ben pianificata può aiutare a sostenere il sistema immunitario, mantenere la forza, gestire gli effetti collaterali legati al trattamento e migliorare il benessere generale durante il percorso del cancro.

Ecco alcune considerazioni essenziali per la nutrizione e la dieta nella gestione del cancro del polmone:

Dieta bilanciata:
- Puntare a una dieta ben bilanciata che includa una varietà di cibi ricchi di sostanze nutritive. Consuma una dieta ricca di frutta,

verdura, cereali integrali, carni magre e grassi sani.

Calorie e proteine adeguate:

- Il cancro e i suoi trattamenti possono aumentare il fabbisogno energetico e proteico del corpo. Assicurati di consumare abbastanza calorie e proteine per mantenere la massa muscolare e supportare il processo di guarigione del corpo.

Idratazione:

- Rimanere idratati è vitale, soprattutto durante i trattamenti contro il cancro. Cerca di bere molti liquidi durante il giorno e consulta il tuo team sanitario in merito alle tue specifiche esigenze di liquidi.

Alimenti ricchi di fibre:

- Gli alimenti ricchi di fibre, come frutta, verdura e cereali integrali, possono aiutare a sostenere la salute dell'apparato digerente e prevenire la stitichezza, un effetto collaterale comune di alcuni trattamenti contro il cancro.

Limitare gli alimenti trasformati e gli zuccheri:

- Ridurre il consumo di alimenti trasformati e zuccherati. Questi elementi offrono poco valore nutrizionale e possono contribuire all'infiammazione e all'aumento di peso.

Scegli i grassi sani:

- Opta per i grassi sani presenti in fonti come avocado, noci, semi e olio d'oliva. Limita i grassi saturi e trans, spesso presenti negli alimenti fritti e trasformati.

Mangiare pasti piccoli e frequenti:

- Se avverti una riduzione dell'appetito o nausea a causa dei trattamenti, prova a mangiare pasti più piccoli e più frequenti per rendere il pasto più gestibile.

Gestire la nausea e i cambiamenti del gusto:

- Se i trattamenti contro il cancro provocano nausea o alterazioni del gusto, prova a consumare cibi più freschi o cibi con sapori più delicati. L'uso di menta piperita o zenzero può aiutare a ridurre la nausea.

Affrontare le difficoltà di deglutizione:

- Se il cancro ai polmoni colpisce l'esofago o la deglutizione, optare per cibi o liquidi più morbidi per rendere il pasto più confortevole.

Supplementi nutrizionali:

- In alcuni casi, il tuo team sanitario può consigliare integratori nutrizionali, come frullati proteici o multivitaminici, per assicurarti di soddisfare le tue esigenze nutrizionali.

Consultare un dietista:

- Considera la possibilità di chiedere consiglio a un dietista registrato con esperienza in oncologia. Un dietista può creare un piano nutrizionale personalizzato su misura per le tue esigenze e trattamenti specifici.

CAPITOLO 8

PREVENZIONE E RIDUZIONE DEL RISCHIO

La prevenzione e la riduzione del rischio sono essenziali nella lotta contro il cancro ai polmoni, una delle forme di cancro più diffuse e mortali in tutto il mondo. Mentre alcuni fattori di rischio, come la genetica e la storia familiare, non possono essere modificati, diverse scelte e interventi sullo stile di vita possono ridurre significativamente la probabilità di sviluppare il cancro ai polmoni.

L'implementazione di queste misure preventive può avere un impatto sostanziale sulla riduzione dell'incidenza del cancro ai polmoni e sulla promozione della salute generale. Ecco le strategie chiave per la prevenzione e la riduzione del rischio:

Smettere di fumare:
- Il passo più importante nella prevenzione del cancro ai polmoni è smettere di fumare ed evitare del tutto i prodotti del tabacco.
- Se sei un fumatore, chiedi aiuto e sostegno agli operatori sanitari per smettere di fumare. Sono disponibili numerose risorse, come consulenza, farmaci e gruppi di supporto, per assistervi in questo processo.
- Se non sei un fumatore, evita l'esposizione al fumo passivo, che può anche aumentare il rischio di cancro ai polmoni.

Evitare esposizioni ambientali e professionali:

- Ridurre al minimo l'esposizione a sostanze nocive nell'ambiente e sul posto di lavoro, come l'amianto, il radon, l'arsenico e alcuni prodotti chimici industriali. Seguire le linee guida sulla sicurezza e indossare indumenti protettivi in ambienti di lavoro pericolosi.

Scelte dietetiche:

- Adotta una dieta ben bilanciata che includa molta frutta e verdura, cereali sani e proteine magre. Questi alimenti sono ricchi di nutrienti essenziali e antiossidanti che supportano la salute generale e riducono il rischio di cancro.

Attività fisica:

- Impegnati in un'attività fisica regolare, come camminare, fare jogging o andare in bicicletta, per mantenere un peso sano e sostenere il tuo sistema immunitario.

Limitare il consumo di alcol:

- Se devi consumare alcol, fallo con moderazione. Il consumo eccessivo di alcol è associato ad un aumento del rischio di diversi tipi di cancro, compreso il cancro ai polmoni.

Vaccinazione:

- La vaccinazione contro infezioni come il papillomavirus umano (HPV) e l'epatite B può ridurre il rischio di alcuni tumori, inclusi alcuni tipi di cancro ai polmoni.

Controlli sanitari regolari:

- Partecipare a controlli e screening sanitari regolari come raccomandato dal proprio medico.
- La diagnosi precoce del cancro ai polmoni o di altri problemi di salute può portare a trattamenti più efficaci e risultati migliori.

Consulenza e test genetici:

- Se hai una storia familiare di cancro ai polmoni o altri fattori di rischio, prendi in considerazione la consulenza genetica e i test per valutare il tuo profilo di rischio.

Iniziative di sanità pubblica:

- Sostenere e sostenere iniziative di sanità pubblica volte al controllo del tabacco, alla riduzione dell'inquinamento atmosferico e alle normative sulla sicurezza sul lavoro.

Educazione e consapevolezza:

- Aumenta la consapevolezza sul cancro del polmone e sui suoi fattori di rischio nella tua comunità. Educare gli altri sull'importanza della prevenzione e della riduzione del rischio.

Gli sforzi di prevenzione e riduzione del rischio sono componenti vitali per ridurre l'incidenza del cancro ai polmoni e migliorare la salute pubblica in generale. L'implementazione di queste strategie a livello individuale e sociale può contribuire a un calo significativo dei casi di cancro al polmone e a salvare vite umane.

Adottando un approccio proattivo alla prevenzione e facendo scelte di vita più sane, gli individui possono ridurre il rischio di sviluppare il cancro ai polmoni e altre malattie prevenibili, portando in definitiva ad una comunità più sana e più vivace.

CAPITOLO 9

PROGNOSI E TASSI DI SOPRAVVIVENZA

La prognosi e i tassi di sopravvivenza sono aspetti essenziali per comprendere i potenziali risultati per le persone con diagnosi di cancro ai polmoni. La prognosi si riferisce al probabile decorso e all'esito della malattia, mentre i tassi di sopravvivenza forniscono una stima della percentuale di persone che sopravvivono a un periodo specifico dopo la diagnosi.

È importante notare che la situazione di ogni persona è unica e che i fattori individuali possono influenzare la prognosi e la sopravvivenza. Ecco una prognosi completa e i tassi di sopravvivenza per il cancro del polmone:

FATTORI PROGNOSTICI

I fattori prognostici sono caratteristiche e variabili che gli operatori sanitari considerano quando stimano il probabile esito del cancro del polmone. Alcuni fattori prognostici chiave includono:

- **Stadio del cancro:** lo stadio del cancro del polmone al momento della diagnosi è un fattore cruciale. I tumori in stadio iniziale confinati ai polmoni hanno in genere una prognosi migliore rispetto ai tumori in stadio avanzato che si sono diffusi ad organi distanti.

- **Tipo di cancro**: il cancro del polmone non a piccole cellule (NSCLC) ha generalmente una prognosi migliore rispetto al cancro del polmone a piccole cellule (NSCLC), che tende ad essere più aggressivo.

- **Performance Status**: la salute generale e la capacità funzionale del paziente (performance status) possono influenzare la prognosi. Gli individui che godono di una salute migliore spesso ottengono risultati migliori.

- **Mutazioni genetiche:** mutazioni genetiche specifiche nel cancro del polmone possono influire sulla risposta al trattamento e sulla prognosi. Alcune mutazioni possono rispondere bene alle terapie mirate, portando a un miglioramento dei tassi di sopravvivenza.

TASSI DI SOPRAVVIVENZA

- I tassi di sopravvivenza forniscono una stima della percentuale di persone che sopravvivono a un periodo specifico dopo la diagnosi di cancro ai polmoni. Questi tassi sono spesso presentati come tassi di sopravvivenza a 5 anni, che rappresentano la percentuale di pazienti che sono vivi cinque anni dopo la diagnosi.

- È essenziale comprendere che i tassi di sopravvivenza si basano su dati di casi passati e potrebbero non riflettere i progressi terapeutici più attuali o le circostanze individuali.

SOPRAVVIVENZA COMPLESSIVA (OS) E SOPRAVVIVENZA LIBERA DA PROGRESSIONE (PFS)

- L'OS si riferisce al periodo di tempo che intercorre tra la diagnosi o l'inizio del trattamento fino alla morte per qualsiasi causa. La PFS, invece, si riferisce al periodo di tempo durante il quale il cancro non progredisce o peggiora.

- Sia l'OS che la PFS sono misure importanti dell'efficacia del trattamento e del controllo della malattia.

FATTORI CHE INFLUENZANO I TASSI DI SOPRAVVIVENZA

- I tassi di sopravvivenza possono variare in base a vari fattori, tra cui lo stadio e il tipo di cancro ai polmoni, la risposta al trattamento, la salute generale, l'età e le scelte di stile di vita.
- La diagnosi precoce e l'intervento tempestivo possono avere un impatto significativo sui tassi di sopravvivenza, poiché il cancro del

polmone è più curabile nelle fasi
iniziali.

AVANZAMENTI NEL TRATTAMENTO

- I progressi nel trattamento del
cancro del polmone hanno portato
a un miglioramento dei tassi di
sopravvivenza nel corso degli anni,
in particolare con l'avvento di
terapie mirate e immunoterapie.

SPERIMENTAZIONI CLINICHE E TERAPIE EMERGENTI

- Gli studi clinici offrono la
speranza di ulteriori miglioramenti
nei tassi di sopravvivenza
fornendo l'accesso a nuovi
trattamenti e terapie non ancora
ampiamente disponibili.

AFFRONTARE LA PROGNOSI

- Per i pazienti e le loro famiglie,
apprendere di avere un cancro ai
polmoni può essere emotivamente

difficile. È essenziale cercare supporto emotivo, consulenza e accesso a gruppi di supporto per affrontare le sfide e le incertezze.

PROGNOSI INDIVIDUALE

- È importante ricordare che la prognosi di ogni persona è unica e che i risultati individuali possono differire dai dati statistici.

I tassi di sopravvivenza e la prognosi dovrebbero essere discussi con gli operatori sanitari per ottenere una migliore comprensione della situazione specifica di un individuo. Il panorama terapeutico del cancro al polmone è in continua evoluzione e la diagnosi precoce, l'intervento tempestivo e la cura completa svolgono un ruolo significativo nel migliorare i tassi di sopravvivenza e nel migliorare la qualità della vita delle persone affette da cancro al polmone.

Una comunicazione aperta, un forte sistema di supporto e l'accesso agli ultimi progressi nel trattamento del cancro del polmone possono avere un impatto positivo sul viaggio dei pazienti e delle loro famiglie che affrontano questa difficile malattia.

CONVIVERE CON IL CANCRO AI POLMONI

Una diagnosi di cancro ai polmoni può portare cambiamenti e sfide significative nella vita di una persona e nella vita dei suoi cari. Convivere con il cancro del polmone implica adattarsi agli aspetti fisici, emotivi e pratici della malattia, pur mantenendo la migliore qualità di vita possibile.

Con i progressi nel trattamento e nelle cure di supporto, molte persone affette da cancro ai polmoni possono condurre una vita appagante.

Ecco una panoramica della convivenza con il cancro ai polmoni:

1. CURA E CURA MEDICA

- Controlli medici regolari, follow-up e sessioni di trattamento sono essenziali per gestire efficacemente il cancro del polmone. Lavora a stretto contatto con il tuo team sanitario per rimanere informato sul tuo piano di trattamento e su eventuali aggiustamenti necessari.

2. GESTIONE DEI SINTOMI

- Il cancro al polmone e i suoi trattamenti possono causare vari sintomi, come dolore, mancanza di respiro, affaticamento e nausea. Una gestione efficace dei sintomi e le cure palliative possono aiutare ad alleviare il disagio e migliorare il benessere generale.

3. SUPPORTO EMOTIVO

- Una diagnosi di cancro al polmone può evocare forti emozioni, tra cui paura, ansia, tristezza e incertezza. Cercare supporto emotivo attraverso consulenza, terapia o gruppi di supporto può aiutare le persone e le loro famiglie ad affrontare l'impatto emotivo della malattia.

4. SCELTE DI STILE DI VITA

- L'adozione di uno stile di vita sano può avere un impatto positivo sulla convivenza con il cancro ai polmoni. Ciò include il mantenimento di una dieta equilibrata, l'impegno in un'attività fisica regolare come consigliato dagli operatori sanitari e l'evitare il tabacco e le esposizioni ambientali dannose.

5. STRATEGIE DI AFFRONTAMENTO

- Lo sviluppo di strategie di coping efficaci può aiutare a gestire le sfide emotive legate alla convivenza con il cancro del polmone. Questi possono includere pratiche di consapevolezza, tecniche di rilassamento, attività creative o trovare conforto nel connettersi con altri che condividono esperienze simili.

6. COMUNICAZIONE CON I CARI

- Una comunicazione aperta con familiari e amici in merito alla diagnosi, al trattamento e ai bisogni personali può favorire un ambiente favorevole e rafforzare le relazioni.

7. DIFENDERE TE STESSO

- Assumere un ruolo attivo nelle tue cure ed essere il tuo difensore può garantire che la tua voce venga ascoltata e che le tue preoccupazioni vengano affrontate.

8. PARTECIPAZIONE A STUDI CLINICI

- Per alcuni individui, la partecipazione a studi clinici può offrire l'accesso a trattamenti all'avanguardia e contribuire ai progressi nella ricerca sul cancro del polmone.

9. GESTIONE DEGLI ASPETTI FINANZIARI

- Il trattamento del cancro al polmone e le relative spese possono essere finanziariamente impegnativi. Esplora le risorse disponibili e i servizi di supporto per gestire i problemi finanziari.

10. PIANIFICAZIONE DI FINE VITA, SE APPLICABILE

- Per le persone con cancro polmonare avanzato, discutere le preferenze relative alle cure di fine vita con i propri cari e gli operatori sanitari può fornire tranquillità e garantire che i desideri siano rispettati.

11. FOCUS SULLA QUALITÀ DELLA VITA

- Mentre convivi con il cancro ai polmoni, dai la priorità alle attività e alle esperienze che portano gioia e soddisfazione. Concentrati sulla qualità della vita e trova un significato nel momento presente.

12. SOSTENERE LA CONSAPEVOLEZZA DEL CANCRO POLMONARE

- Alcuni individui trovano maggiore potere nel sostenere la

consapevolezza del cancro del polmone, nel sostenere gli sforzi di ricerca e nel promuovere iniziative di controllo del tabacco.

Convivere con il cancro del polmone richiede un approccio globale che affronti gli aspetti fisici, emotivi e pratici della malattia. Con il supporto degli operatori sanitari, della famiglia, degli amici e della comunità più ampia, le persone affette da cancro ai polmoni possono affrontare le sfide e le incertezze del viaggio trovando speranza, forza e resilienza.

È essenziale ricordare che l'esperienza di ognuno è unica e che cure e supporto personalizzati sono fondamentali per migliorare il benessere generale e la qualità della vita di coloro che vivono con il cancro del polmone.

CONCLUSIONE

COMPRENDERE IL CANCRO DEL POLMONE PER UNA MIGLIORE GESTIONE E CONSAPEVOLEZZA

Il cancro al polmone rimane una delle sfide sanitarie più significative a livello mondiale, colpendo milioni di individui e le loro famiglie. Questa malattia devastante non solo comporta oneri fisici ed emotivi, ma sottolinea anche l'importanza della prevenzione, della diagnosi precoce e dei progressi nel trattamento.

Una conoscenza completa del cancro del polmone è essenziale sia per i pazienti che per la comunità più ampia. Comprendere i fattori di rischio, i sintomi, la diagnosi e le opzioni di trattamento consente alle persone di adottare misure proattive per ridurre il rischio, richiedere tempestivamente assistenza medica e prendere decisioni informate in merito alla propria cura.

Gli sforzi di prevenzione, concentrati principalmente sulla cessazione del fumo e sull'evitare l'esposizione ad agenti cancerogeni ambientali, svolgono un ruolo fondamentale nel ridurre l'incidenza del cancro ai polmoni. La diagnosi precoce attraverso programmi di screening può migliorare i risultati del trattamento identificando il cancro del polmone in stadi più gestibili quando le opzioni curative sono fattibili.

Per coloro che devono affrontare una diagnosi di cancro al polmone, l'accesso a un team sanitario multidisciplinare e ai servizi di cure palliative è fondamentale. Questi approcci globali danno priorità non solo alla gestione della malattia, ma anche al benessere generale e alla qualità della vita del paziente. Man mano che i progressi nel trattamento continuano ad evolversi, nuove terapie, agenti mirati e immunoterapie offrono nuove speranze ai pazienti, contribuendo a migliorare i tassi di sopravvivenza e a prolungare la sopravvivenza.

Le iniziative di sensibilizzazione e advocacy del pubblico sono fondamentali per generare sostegno alla ricerca sul cancro del polmone, garantire finanziamenti per studi clinici vitali e abbattere lo stigma associato alla malattia. Una maggiore consapevolezza favorisce un ambiente favorevole per i pazienti e le loro famiglie, promuovendo empatia, compassione e comprensione.

Il cancro al polmone richiede la nostra attenzione collettiva e sforzi concertati per combattere l'impatto. Combinando prevenzione, diagnosi precoce, trattamenti personalizzati e solidi sistemi di supporto, possiamo sforzarci di ridurre il peso del cancro ai polmoni e migliorare la vita delle persone colpite da questa formidabile malattia.

Con la ricerca continua, una maggiore consapevolezza e una dedizione costante, possiamo avvicinarci a un futuro in cui il cancro al polmone sarà gestito in modo più efficace, se non eradicato, a beneficio delle generazioni a venire.

Desideriamo esprimere la nostra sincera gratitudine per aver scelto il nostro libro e per averci affidato il vostro tempo. Il tuo incrollabile supporto e il tuo feedback approfondito sono molto apprezzati.

Apprezziamo sinceramente il tuo aiuto nell'inviare una recensione onesta mentre ci sforziamo continuamente di migliorare il nostro lavoro e produrre informazioni di grande impatto.

Le tue recensioni sono estremamente preziose non solo per noi come autori, ma anche per i potenziali lettori in cerca di informazioni. Rispettiamo sinceramente le tue opinioni e commenti, sia che tu ritenga che il nostro libro sia fantastico o che creda che ci fossero dei difetti.

Il tuo feedback è per noi una continua fonte di ispirazione per sviluppare storie che siano veramente significative per te. Apprezzeremmo se potessi dedicare qualche minuto a lasciare una recensione su Amazon, poiché le tue parole hanno il potenziale per avere un impatto drammatico sul successo e sulla portata del nostro libro, permettendogli di raggiungere un pubblico più vasto.

Ricorda che la tua recensione non ha essere lungo o complicato. Sarebbe molto utile esprimere semplicemente i tuoi pensieri onesti, enfatizzare aspetti correlati a te o sottolineare componenti degni di nota.

Vogliamo ringraziarvi ancora per aver preso parte al nostro viaggio come autori. Apprezziamo enormemente il vostro supporto continuo e la vostra partecipazione.

Non vediamo l'ora di leggere le vostre valutazioni e di crescere insieme a voi.

Distinti saluti,